AF395196

CLINIQUE OPHTALMOLOGIQUE
DE LA FACULTÉ DE BORDEAUX

Traitement de l'ophtalmie granuleuse

par le Dr LAGRANGE

Clinique recueillie

par M. le Dr BEAUVIEUX, chef de Clinique
et M. A. DELORME, assistant

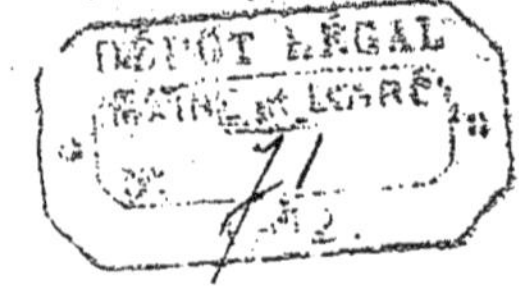

L'ophtalmie granuleuse est une affection grave, malheureusement assez fréquente dans notre région. Aussi importe-t-il que vous soyez bien armés pour la combattre efficacement.

Pour cela, soyez d'abord convaincus de sa contagiosité, pour vous en méfier vous-même, pour bien en avertir vos malades, surtout dans les familles pauvres, où la cohabitation dans une même chambre vient centupler les chances de contagion. N'oubliez pas non plus que la misère est le terrain de prédilection de cette ophtalmie, qu'elle se développe surtout chez les malheureux, et par tous les moyens possibles vous devez leur venir en aide.

Quand vous aurez ainsi fait tout ce qu'exige une bonne prophylaxie, alors il faudra vous souvenir qu'un grand nombre de moyens sont à votre disposition pour lutter contre le mal une fois déclaré. Peut-être même pensez-vous déjà qu'il y en a trop, que c'est un peu là le luxe de la misère, et que le grand nombre des modifications proposées témoigne de leur imperfection. Eh bien non, c'est seulement une preuve de la complexité du problème : chaque cas a son remède, mais il importe de ne l'employer qu'à bon escient, et c'est à bien vous faire saisir les applications particulières de telle ou telle médication que sera consacrée cette leçon.

Parmi les moyens médicaux, il faut faire une place d'honneur au sulfate de cuivre, employé depuis Hippocrate. Agit-il sur l'agent infectieux? Nous ne saurions l'affirmer, puisque nous ne connaissons pas cet agent. Son action n'en est pas moins toute particulière, j'allais dire spécifique.

On pratique des cautérisations avec un cristal de sulfate de cuivre qu'on choisit très lisse, afin d'éviter les traumatismes de la muqueuse. Souvent, Messieurs, il arrive que le médecin traitant se contente de cautériser le cul-de-sac palpébral inférieur. Sachez bien que les granulations sont très rarement en bas, toujours en haut. Après cocaïnisation, retournez, comme je vais le faire, la paupière supérieure. Cautérisez la surface retournée, mais souvenez-vous que cela ne suffit pas. Il faut glisser le cristal sous la paupière, il faut aller caresser le fornix. Du cul-de-sac inférieur, vous ne vous inquiéterez pas; le sulfate de cuivre dissout par les larmes y descendra toujours assez. Quand vous aurez ainsi opéré, vous n'oublierez pas ce que je vais faire maintenant devant vous; vous vous laverez soigneusement les mains.

Ces cautérisations sont un moyen précieux, qui peut guérir radicalement l'ophtalmie granuleuse, à condition de les répéter deux fois par semaine pendant plusieurs mois. Malheureusement elles ont une contre indication, la suppuration. Mais nous avons alors un médicament meilleur, c'est le nitrate d'argent.

Commencez donc par vous rendre maître de la suppuration par un collyre ou des badigeonnages au nitrate d'argent. Ne craignez même pas, si besoin en est, d'endormir votre malade pour cautériser le cul-de-sac supérieur. Sous le chloroforme, sans crainte de léser la cornée, vous pourrez à votre aise toucher avec le crayon au nitrate tous les points de la conjonctive. Vous arriverez ainsi à tarir les suppurations les plus abondantes. Vous détruirez tous les microbes pyogènes, mais vous laisserez derrière eux l'agent inconnu du trachome, qu'il faudra alors attaquer par le sulfate de cuivre.

Il n'est pas rare de venir ainsi à bout de l'ophtalmie granuleuse. Il peut cependant arriver que l'affection se développe sur un terrain si favorable, qu'elle soit si tenace, que vous deviez recourir aux moyens chirurgicaux. Il y a même des cas où il faudra les employer d'emblée.

Supposez un malade qui ait traversé un département pour venir vous consulter. Lui demanderez-vous de refaire ce voyage deux fois par semaine pendant trois mois? Vous le pouvez, mais, à côté de ce traitement de douceur, proposez lui le traitement de force, le brossage. Dites-lui qu'après huit jours d'hôpital, il pourra repartir chez lui. Les conditions qui détermineront son choix, pour être extra scientifiques, n'en valent pas moins d'être prises en considération.

L'opération la plus heureuse est le brossage. Elle comporte avec elle quatre temps principaux :

Premier temps. — Le malade étant sous le chloroforme dans la résolution la plus complète, on pratique, à l'aide de mon laveur, une abondante irrigation de toute la surface conjonctivale, avec une solution faible de cyanure de mercure ou de sublimé (0,25 /1.000). Cette irrigation dure tant qu'il reste à la surface de la muqueuse le moindre exsudat inflammatoire. Au besoin un petit tampon trempé dans le liquide antiseptique détache les exsudats adhérents capables de résister au lavage.

Deuxième temps. — Saisissant alors le cul-de-sac supérieur à l'aide de la pince à double mors de Galezowski, on détruit les granulations avec une curette sur le dos de laquelle j'ai fait placer une lime (herse-curette de Lagrange). Appliquez-vous à ne pas trop détruire la muqueuse; labourez-en la surface, de façon à ce que, dans les sillons de ce labour, les liquides antiseptiques puissent pénétrer pour aller chercher dans le sol même, dans le chorion, les éléments infectieux, pour les détruire *in situ*.

La herse-curette dont je suis l'inventeur va fort bien se loger dans le fornix, dont elle suit tous les contours. Elle est loin cependant d'être le seul instrument digne d'être cité. On peut aussi employer avec fruit le scarificateur de Desmarres. C'est un couteau recourbé. Je lui reproche d'atteindre difficilement les culs-de-sac. Je crains encore que, pour des mains peu expérimentées, il ne soit trop tranchant et n'expose à inciser trop profondément la muqueuse. Dans les cas de granulations succulentes, gorgées de liquide, la pince de Knapp est supérieure à ma herse. Elle donne de très bons résultats. Les granulations, pressées entre ses rouleaux, éclatent, laissent échapper tout leur suc.

Troisième temps. — Lorsque vous avez ainsi préparé votre terrain à boire les liquides antiseptiques, il faut les lui servir. C'est alors qu'il convient de brosser avec une brosse à dents ordinaire, trempée dans une solution de sublimé à 2 pour 1.000, solution très forte pour les oculistes.

Tout d'abord, vous brossez le fornix pendant que l'aide couvre la cornée avec la paupière inférieure.

Puis le second temps est consacré au brossage du cul-de-sac inférieur. Vous recouvrez vous-même la cornée avec la paupière supérieure.

Enfin, la paupière supérieure est retournée, son cartilage tarse recouvre la cornée, la paupière inférieure est tirée en bas et vous brossez à la fois paupière supérieure et cul-de-sac inférieur.

Quatrième temps. — La région opérée est alors lavée avec une solution antiseptique faible ; le sac conjonctival est saupoudré d'aristol ou d'iodoforme. Prescrivez au malade de se faire lui-même plusieurs fois par jour des lotions au sublimé et, pendant au moins un septénaire, recommandez lui de revenir se faire panser par l'opérateur ou par un de ses aides. Les pansements consécutifs à l'opération ont, en effet, une importance capitale, il convient, en effet, de retourner les paupières très complètement et d'enduire toute la surface conjonctivale de pommade iodoformée ou aristolée. Le double but de ce pansement est de parfaire l'antisepsie de la conjonctive et surtout d'éviter les symblépharons qui sont vraiment très redoutables chez les trachomateux.

Le brossage est, Messieurs, une opération fort douloureuse et c'est pour l'avoir pratiquée sans chloroforme que de nombreux oculistes ont eu des insuccès. Avec la cocaïne, le malade se défend, contracte ses paupières. On brosse un peu le cartilage tarse, on ne brosse jamais le cul-de-sac supérieur. Celui-ci suffit à lui seul pour infecter bientôt tout le reste de la conjonctive.

Lorsqu'un sujet est presque guéri, lorsqu'il porte à peine quelques houppes de granulations, on peut s'en débarrasser avec le galvanocautère. Ce n'est là qu'un moyen de compléter la cure du brossage.

Cette intervention est vieille comme le monde. Les Grecs la pratiquaient avec les feuilles du figuier de barbarie et saupoudıaient ensuite la conjonctive avec de la poudre de cinabre. Elle a été remise au monde par Manulescu, de Bucarest, et fort heureusement soutenue en France par Abadie.

Vivement impressionné par les affirmations de ces deux oculistes, j'ai fait à Bordeaux, à l'hôpital des enfants, de 1890 jusqu'en 1899, 112 brossages. Je ne savais guère ce qu'étaient devenus mes petits malades, lorsqu'un jour je proposai à l'un de vos camarades de faire une thèse sur la valeur de cette opération. Le Dr Marque fit une enquête très soignée. Il obtint 95 réponses. 77 de nos opérés étaient radicalement guéris; les 18 autres, bien que menacés de récidive, étaient contents de l'intervention. Depuis ce temps-là je suis, Messieurs, un partisan convaincu du brossage à la Manulescu, défendu par Abadie.

Mais je désire encore insister sur ce fait, que cette opération est contre-indiquée dans tous les cas où vous aurez affaire à des granulations aiguës, avec rougeur, sécrétion abondante de pus, œdème des paupières. Dans les cas subaigus et chroniques, au contraire, qui sont d'ailleurs les plus communs en nos pays, vous obtiendrez des résultats inestimables et durables, mes opérés ayant tous été revus de deux à huit ans apıès l'intervention.

Il vous arrivera malheureusement d'avoir affaire à des malades qui se présenteront à vous avec des complications des paupières ou de la cornée. Ce ne sont plus alors des gıanuleux au sens propre du mot. Retournez la paupière supérieure; vous ne trouverez pas trace de granulations. La conjonctive est lisse, blanche par endroits. Mais le cartilage tarse est enroulé en dedans : c'est l'entropion. De même qu'après une large brûlure intéressant la peau du cou la cicatrice rétractée attire, fait pencher de son côté la tête du blessé, de même ici le tissu fibreux qui a remplacé les granulations incurve en arrière le squelette palpébral. Pour empêcher son bord libre de venir continuellement blesser la cornée il faut alors casser les reins au cartilage tarse. Il y a pour cela de nombreux procédés, que je me garderai, du reste, de vous décrire tous.

Dans les cas légers, quand il n'y a que du trichiasis sans enroulement, il suffit d'enlever un lambeau de peau sur la paupière supérieure et de suturer avec quelques fils. C'est là le procédé de Desmarres. Pour éloigner un peu mieux les cils de la cornée on peut greffer, au niveau du bord libre de la paupière, le lambeau enlevé sur sa face antérieure.

Dans le procédé que Holtz a appelé relèvement du sol ciliaire les fils qui suturent la peau passent dans l'épaisseur même du ligament suspenseur.

Ces deux opérations, fort utiles lorsqu'on prévoit des complications, ne sauraient être réellement efficaces lorsque l'enroulement du cartilage tarse s'est effectué. C'est l'opération de Snellen qui est alors indiquée. Elle consiste essentiellement à réséquer un coin du cartilage tarse. Les fils destinés à suturer les lèvres de la peau passent aussi, en haut, en plein tissu fibreux, de sorte qu'en les serrant on cassera sûrement les reins du cartilage.

Pour obtenir un redressement plus vigoureux, Panas a conseillé de faire sortir le bout inférieur du fil au-dessous des cils. Ce procédé redresse vraiment trop; il n'est applicable qu'aux très forts enroulements. Il présente d'ailleurs un grave inconvénient : les fils, qu'il faut laisser plusieurs jours en place, coupent la peau de la paupière, y font de profonds sillons qui disparaissent difficilement.

Gayet et Truc fendent le cartilage suivant son épaisseur. Ils enlèvent ensuite sur là paupière un lambeau de peau qu'ils placent dans cette fente. Cette pratique, recommandable lorsque le cartilage est tout à fait aminci, presque tranchant, a l'avantage de restituer à la marge palpébrale son aspect normal. Mais elle ne lutte pas contre l'entropion et je crois qu'il faudrait la compléter par l'opération de Snellen.

Voilà donc les différents procédés par lesquels vous pourrez redresser le cartilage tarse et les cils. Ainsi faisant, vous aurez traité, en même temps, les complications cornéennes.

N'excisez jamais un pannus. Vous pouvez lutter contre lui par la péritomie, opération consistant à inciser la conjonctive tout autour du limbe. Usez de ce procédé, mais avec prudence, en ayant soin de ne pas enlever la moindre portion de muqueuse conjonctivale, car les granuleux en ont bien peu à leur disposition et la conjonctive doit être chez eux respectée le plus possible.

De préférence, attaquez indirectement le pannus. Prescrivez un collyre à l'atropine pour mettre la cornée au repos. Que feriez-

vous en présence d'une ostéite du calcaneum?
Vous immobiliseriez le tendon d'Achille. Ins-
pirez-vous ici des mêmes principes. Mettez au
repos le muscle ciliaire qui s'insère sur la cornée comme le tendon d'Achille s'insère sur le
calcaneum. Et, si vous avez combattu efficacement l'entropion et le trichiasis, vous verrez
le pannus regresser de lui-même.

En résumé, Messieurs, vous pouvez trouver
trois formes de trachome :

La forme suppurative (rare dans nos pays,
très fréquente en Égypte) relève du nitrate
d'argent puis du sulfate de cuivre.

La forme chronique d'emblée peut être
traitée par le sulfate de cuivre ou le brossage,
surtout par le brossage qui est en cette période
l'opération de choix.

Pour enrayer les complications, cassez les
reins du cartilage tarse, changez la direction
des cils.

Angers, imp. G. Grassin. — 853-12